L'EAU FRAICHE,

SPÉCIFIQUE INFAILLIBLE

CONTRE

LE CHOLÉRA.

IMPRIMERIE DE A. BARBIER,
RUE DES MARAIS S.-G., N. 17.

L'EAU FRAICHE,

SPÉCIFIQUE INFAILLIBLE

CONTRE

LE CHOLÉRA,

PROPOSÉ

PAR M. OERTEL,

PROFESSEUR A ANSPACH, EN BAVIÈRE.

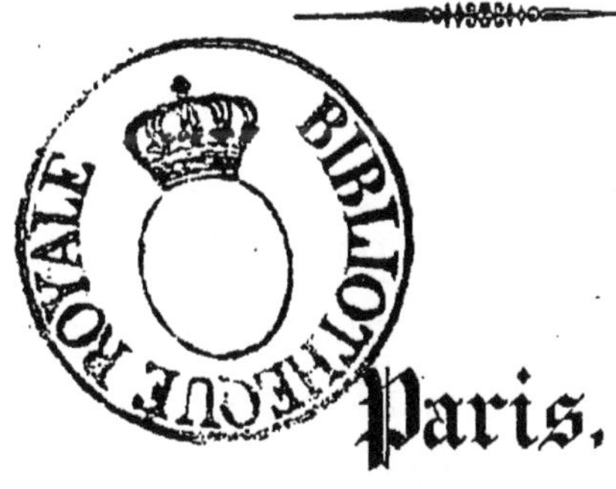

Paris.

CHEZ HEIDELOFF ET CAMPÉ,

RUE VIVIENNE, N. 16.

1831.

AVANT-PROPOS.

Le but principal de cette publication est,
comme le titre l'indique d'ailleurs suffisamment, de signaler à l'attention du public un
spécifique contre le choléra, dont l'efficacité
est constatée par l'expérience des siècles passés.
C'est surtout aux autorités et aux gens de l'art
que nous nous adressons. Nous supplions ces
derniers de ne pas repousser le moyen curatif
que propose M. Oertel par la seule raison qu'il
est vulgaire, qu'au premier aspect il peut pa-
raître étrange, ou par aversion pour l'empirisme. Certes, nous ne craignons pas de l'avan-
cer, l'emploi du remède indiqué par le savant
professeur d'Anspach peut se justifier bien plus
facilement par la théorie et par l'expérience que
l'usage de la plupart des médicamens que l'on
oppose aujourd'hui plus généralement à l'épidémie qui nous menace.

Pour donner à notre travail le degré d'intérêt et d'utilité dont il est susceptible, nous avons recueilli sur le choléra tous les renseignemens consignés dans les journaux français, allemands et anglais, ainsi que dans les ouvrages de quelques praticiens renommés, en sorte que le lecteur trouvera dans cette brochure tout ce qui lui importe de savoir sur les symptômes et la nature du choléra, sur son itinéraire, et enfin sur les moyens curatifs par lesquels on a essayé jusqu'ici de combattre cet épouvantable fléau, et malheureusement, il faut bien le dire, avec fort peu de succès.

L'EAU FRAICHE,

SPÉCIFIQUE INFAILLIBLE

CONTRE

LE CHOLÉRA.

———

I.

Origine et Symptômes du Choléra.

Quelques médecins prétendent que le choléra d'Europe et le choléra asiatique sont deux maladies entièrement différentes et qu'il importe de ne pas confondre. Quoique l'on ait généralement adopté cette distinction, elle ne nous paraît pas suffisamment motivée, ni même indiquée assez clairement, et jusqu'à présent nous nous croyons fondé à la rejeter. Les deux affections sont accompagnées des mêmes symptômes; il y a dans l'une comme dans l'autre vomissemens, déjections alvines, crampes. Ces crampes sont attribuées, dans le choléra d'Europe ou choléra bilieux, aux effets irritans de la bile à la surface interne des intestins;

on ne dit pas ce qui les occasionne dans le choléra de l'Inde. Vous expliquez fort bien comment, dans la première de ces maladies, la nature, par le moyen des vomissemens et des déjections, cherche à expulser de l'économie la bile superflue; mais ces mêmes évacuations à quoi servent-elles dans l'affection que vous appelez choléra de l'Inde ou spasmodique? Et pourquoi l'appeler spasmodique? le spasme n'est-il pas également un des symptômes caractéristiques du choléra d'Europe? Les symptômes qui accompagnent le choléra de l'Inde sont plus graves, plus effrayans, les suites en sont plus promptes et plus funestes : c'est là, ce nous semble, qu'est toute la différence. Le docteur Léo, à Varsovie, affirme même que le choléra n'est point une forme particulière de maladie, que c'est une espèce de diarrhée rhumatismale, modifiée par certaines influences qui dépendent de la constitution de l'atmosphère. En attendant que le temps et l'expérience nous apprennent jusqu'à quel point son opinion est fondée, nous nous permettrons de faire observer à M. Léo qu'on a lieu d'être surpris qu'après nous avoir prôné jusqu'ici le bismuth comme un spécifique infaillible, il soit obligé aujourd'hui de recourir aux infusions de sureau et aux sinapismes.

Selon le célèbre docteur Hahnemann, les miasmes contagieux proviendraient de très-petits insectes qui échappent à notre vue, qui s'attachent aux cheveux, à la peau et aux vêtemens. Beaucoup d'autres praticiens allemands ont cherché à expliquer la nature du choléra. L'Allemagne est, comme on sait, le pays des spéculations, des combinaisons conjecturales; l'esprit philosophique s'y est emparé de la médecine comme de toutes les autres sciences. La terrible et mystérieuse maladie qui nous menace offre un vaste champ aux laborieuses investigations de nos voisins; jusqu'à présent elles sont restées sans résultat. Les plus illustres médecins d'outre-Rhin qui se sont occupés de la solution de cette grave question, tels que Wedekind, Schnurrer, etc., ne sont parvenus qu'à établir des hypothèses plus ou moins savantes, qu'ils ne peuvent pas même étayer de leurs propres observations; ils ne connaissent encore la maladie que d'après des rapports souvent contradictoires.

Le but de cet écrit ne nous permet pas de nous occuper plus long-temps de toutes ces discussions théoriciennes. Nous nous bornerons à constater que déjà, chez les anciens Grecs, il a ex sté une affection morbide qu'Hippocrate, le premier, désigna sous la dénomination de choléra *, et qu'il attribue à une alimentation trop substantielle et à l'abus de liqueurs spiritueuses.

Galien et Celse en font également mention. De

* Choléra vient du grec χολη la bile, ζεω je coule. Il est inutile d'ajouter *morbus :* on ne dit pas la peste-morbus, la fièvre-morbus.

tout temps cette affection a été observée dans nos climats. Les auteurs modernes l'ont classée différemment. Sauvage et Vogel la considèrent comme un flux; Pinel l'a rangée parmi les embarras gastriques bilieux; Geoffroy et Broussais dans les inflammations intenses; Sydenham et Bianchi admettent un choléra sec et humide, etc., etc.

En différens temps et dans différens pays, le choléra s'est manifesté à un degré d'intensité assez grave, notamment à Londres en 1669, en 1737 dans la Silésie, et en 1771 dans la ville de Hanovre et aux environs; mais le nombre des victimes que la maladie fit à ces diverses époques, est peu considérable, et jamais elle n'était apparue sous un aspect aussi terrible que celui où se présente aujourd'hui le fléau dévastateur qui s'avance vers nous des bords de la Baltique.

Le choléra a également existé de tout temps dans l'Indostan. Il est question de ce fléau dans les livres indous. Une maladie toute semblable a été observée à Madras, par Paisley, en 1774. Le choléra a régné en 1781 à Gaujam, et en 1775, à Mauritius (Saint-Maurice). Curtis l'a observé à Madras en 1782, sur la flotte et sur la terre.

Avant 1817 il ne s'était montré qu'en certaines saisons de l'année, dans diverses parties du pays; il n'avait affecté qu'un petit nombre d'individus. Ce fut au mois de mai 1817, que cette maladie éclata tout à coup avec une malignité sans exemple, et qu'elle prit tous les caráctères des typhus pestilentiels; les habitans de Zilla-Jessore, ville située dans une vallée basse et marécageuse, sur les bords du Gange, à 33 l. N. E. de Calcutta, en furent les premières victimes.

Quelquefois les attaques du choléra sont tellement subites, tellement violentes, qu'on a vu des personnes, dès les premières atteintes du mal, tomber à la renverse comme si elles avaient été frappées par la foudre, et expirer au bout de quelques minutes. A l'ordinaire l'explosion de la maladie est précédée d'un sentiment de plénitude dans l'estomac, malaise, dégoût, sensation de froid et gonflement dans l'abdomen, envie pénible d'aller à la selle; le pouls est rapide, petit et faible. La plupart du temps, c'est la nuit ou vers le matin que surviennent les vomissemens et les déjections alvines; le fluide des déjections est aqueux, transparent, blanchâtre ou légèrement cendré, quelquefois vert foncé, comme une infusion de thé; il est visqueux, mêlé de mucus, sans saveur et odeur. Les forces locomotrices disparaissent promptement. Les évacuations sont accompagnées de spasmes extrêmement douloureux, qui commencent aux doigts et aux orteils, s'étendent aux avant-bras, aux jambes, et envahissent successivement les cuisses, l'abdomen, la poitrine et la partie inférieure du thorax.

La respiration d'abord accélérée, devient bientôt laborieuse, embarrassée; le pouls s'affaiblit de plus en plus, au point de ne plus être sensible aux poignets et aux tempes; le sang s'accumulant dans les organes internes, il y a apathie, refroidissement du corps; la peau est froide comme le marbre, insensible même pour les agens chimiques; les pieds et les mains se rident comme s'ils avaient été trempés dans l'eau bouillante, la figure du malade a un air cadavéreux, elle est effarée, abattue, consternée; yeux fixes, vitrés, enfoncés dans leurs orbites, environnés de cercles bleuâtres ou noir; lèvres pourpres ou livides; ongles d'une teinte bleue; langue blanche ou bleuâtre, couverte d'un enduit visqueux; voix creuse, etc.

On a remarqué beaucoup de variétés dans l'ordre et la rapidité des symptômes. Les vomissemens sont les plus fréquens et les plus prompts, puis les évacuations alvines, ensuite les crampes et les spasmes. Quelquefois néanmoins le vomissement manque tout-à-fait. La circulation du sang est tellement troublée, le sang est si épais, qu'un chirurgien ayant par mégarde incisé l'artère bronchiale, il ne vit point une goutte de sang. Rarement il y a altération dans les fonctions du cerveau. Au milieu de la prostration totale de ses forces, le malade conserve l'usage de ses facultés intellectuelles jusqu'au dernier moment: il exprime nettement ses pensées tant que des organes obéissent à sa volonté.

Le fait suivant, qui s'est présenté l'un des premiers à l'observation d'un médecin anglais, à Calcutta, et qui est rapporté dans le numéro d'avril de la Revue britannique, servira mieux que la description la plus détaillée à faire connaître la marche et le caractère de cette cruelle maladie.

« M. A..., Européen, dans la force de l'âge et bien constitué, n'était arrivé d'Angleterre que depuis quelques mois. Le soir du jour qui précéda l'attaque, il se trouvait en société avec quelques amis, et, contre son habitude, il se laissa aller à boire des liqueurs spiritueuses; on se sépara à une heure du matin. M. A., peu éloigné de chez lui, s'y fit transporter en palanquin. Arrivé à sa demeure, au lieu de se coucher, il prit un siége dans le vérandah, afin de se rafraîchir. Exposé ainsi à l'air de la nuit, il s'endormit profondément, et il ne fut réveillé qu'une heure après par son domestique. Après avoir dormi pendant environ deux heures dans son lit, il s'éveilla subitement en se plaignant d'une anxiété mentale et d'un sentiment de malaise dans la région de l'estomac, qu'il attribuait à des rêves pénibles et à l'effet du vin. Mais l'anxiété augmenta, et le malaise se changea en une chaleur ardente. Dans l'espace de quatre heures survinrent des évacuations très - abondantes d'un liquide semblable à de l'eau de riz, et que suivirent bientôt de pénibles crampes dans les muscles des orteils. Le caractère de l'affection était devenu évident, même pour le malade. Je fus appelé, mais trop tard pour le sauver.

» A mon arrivée, je le trouvai en proie aux crampes les plus violentes. Il était ramassé et comme recoquillé dans un coin de l'appartement, et présentait le spectacle déchirant de l'agonie interne; son corps, à peine recouvert d'une robe de chambre, avait pris dans ses contractions spasmodiques la forme de la lettre S. Aidé de deux domestiques, il cherchait, en s'appuyant ses membres fléchis contre l'angle d'un mur, à vaincre l'action des muscles rebelles, par l'emploi de toutes les forces qui dépendaient de sa volonté. L'expression de sa physionomie reste encore gravée dans ma mémoire, et quoique plusieurs années se soient écoulées depuis, il m'est impossible de m'arrêter sur ce souvenir sans éprouver une pénible émotion. La figure du malade paraissait creuse et tirée; ses dents étaient serrées les unes contre les autres; le sang avait abandonné les joues et les lèvres, et les membres, par l'effet des spasmes, étaient raides et contractés.

» Au bout de quelques minutes, une rémission amena un soulagement partiel; il nous donna alors à comprendre qu'il était en état de répondre aux questions que nous jugerions à propos de lui adresser sur ce qu'il éprouvait. Son estomac lui paraissait

contenir une fournaise : la soif était inextinguible ;
le sentiment de l'épuisement était si complet dans
les intervalles des accès, qu'il ne lui restait aucun
pouvoir sur les mouvemens de toutes les parties
de son corps.

» Tous les moyens sanctionnés par l'art et l'expérience furent employés pour amener un change-
ment favorable ; le malade lui - même semblait
s'inquiéter fort peu de l'issue de sa maladie : il
demandait, en suppliant, qu'on le soulageât par
un traitement énergique ou par la mort, des crampes insupportables qui menaçaient de le mettre
en pièces.

» Le temps qui s'écoula entre sa demande et le
repos éternel ne fut pas long ; les spasmes cédèrent
à la faiblesse de l'organisme, qui arrêtèrent en
même temps tous les mouvemens naturels et mor-
bides. Le vomissement cessa de le harasser, le pouls
ne fut plus perceptible dans les membres ; les batte-
mens du cœur étaient faibles, à peine distincts.
La surface du corps était froide et humide : on eût
dit un cadavre. Aux pieds et aux mains la peau
semblait macérée, comme si elle avait été plusieurs
jours dans l'eau. »

Lorsque la maladie n'a pas une terminaison
funeste, le retour à la santé s'annonce par le retour de la chaleur à la surface du corps, par la
cessation des vomissemens, des déjections et des
crampes ; il y a penchant au sommeil ; le pouls se

relève ; et les secrétions se rétablissent. Quoique le malade revienne à lui d'une manière singulièrement rapide , la guérison est lente et difficile. Trop souvent ce terrible fléau laisse des traces cruelles : paralysie de la vessie, dyssenterie, hydropisie, etc. Une attaque de choléra surmontée, prédispose facilement à une rechute.

A l'autopsie cadavérique, on trouve les viscères, surtout le foie et les poumons, gorgés d'un sang noir et épais. Parmi les gens de l'art qui ont fait l'ouverture des cholériques, les uns font dépendre la maladie des lésions du canal alimentaire, les autres de celles du système nerveux cérébro-spinal; ceux-ci l'attribuent aux lésions des nerfs très-planchiques, ceux-là à celles du cœur. Il y a des praticiens qui cherchent la cause du mal dans une surabondance de sucs intestinaux; selon d'autres, la maladie consiste dans un spasme des artères ou des vaisseaux extérieurs; selon Christié, elle doit être regardée comme un catarrhe de la muqueuse des premières voies. L'examen des lésions cadavériques fournit , comme on voit, des argumens aux systèmes les plus opposés; il faut en conclure que jusqu'ici la nature de cette affreuse maladie est un mystère qui échappe à tous les efforts de la science.

Le choléra semble capricieux dans le choix de ses victimes. Les individus débilités et infirmer sont ses sujets favoris : néanmoins, la constitution la plus robuste, la santé la plus parfaite ne mettent point à l'abri de ses attaques. L'épidémie n'épargne ni l'âge ni le sexe; elle frappe plus souvent les gens du bas peuple, qui sont mal nourris, mal vêtus, et qui vivent ordinairement dans des maisons sales et malsaines. Les ivrognes en sont foudroyés. Les principales causes prédisposantes sont le tempérament bilieux, les climats chauds, les saisons chaudes, et surtout les grandes différences de température entre les jours et les nuits; en hiver, le séjour trop prolongé dans l'eau froide.

Au nombre des causes excitantes, on compte particulièrement les écarts ou transitions brusques dans le régime, l'usage d'alimens de difficile digestion, tels que les oignons, le porc, le brochet, le melon, les champignons, les boissons froides prises avec avidité en état de sueur; le passage d'une température à une autre, les vers intestinaux, les fatigues, la colère, les affections morales qui amènent la tristesse ou le découragement. Il est inutile d'ajouter que ces causes seules ne produisent jamais la maladie.

II.

Itinéraire du Choléra.

Ce fut au mois de mai 1817, comme il a été dit plus haut, que l'épidémie, qui dans ce moment est aux portes de Vienne et de Berlin, débuta à Zilla-Jessore dans la presqu'île occidentale de l'Inde. Avant la fin d'août, elle se montra à Calcutta; vers le commencement de septembre 1818, elle avait atteint la ville de Bombay. De là, suivant la direction des côtes, elle se porta vers Goa, d'où la frégate *la Topaze* la transporta à Ceylan. Remontant ensuite vers le golfe de Bengale, le choléra arriva bientôt après à Madras et à Pondichéry. Dans l'espace de quinze mois, il avait ravagé toute la partie de l'Inde en-deça du Gange, depuis Calcutta jusqu'à la mer d'Arabie et jusqu'au cap Comorin. A Bénarès, il mourut 15,000 personnes en deux mois; à Allahabad, ville située à l'ouest de Bénarès, il en succombait 40 à 50 par jour.

En 1819, le choléra se manifesta dans l'île Bourbon et dans l'île de France : ces deux villes perdirent ensemble plus de 10,000 habitans dans l'espace de trois mois. Vers la fin de la même année, la contagion se répandit à l'est de Calcutta et pénétra dans la presqu'île de Malacca, à Sumatra et à Java : dans ces deux îles, plus de 100,000 personnes moururent dans l'espace de deux mois. En 1820, l'épidémie envahit Tonquin, Siam, la Cochinchine, et se propagea jusqu'à Canton et à Pékin. La mortalité fut si grande en Chine qu'il fallut fournir aux dépens du trésor public les cercueils et autres choses nécessaires aux funérailles des pauvres. En 1823, le choléra se montra dans les îles d'Amboïne et de Timor, ainsi que dans les Moluques ou îles des Épices, où la moitié des personnes attaquées succombèrent. A Manille, dans les Philippines, 15,000 victimes périrent en quinze jours.

En 1821, les bâtimens marchands qui faisaient le commerce de Bombay à Mascate, transportèrent le choléra dans cette dernière ville. Les chaleurs excessives qui régnaient à Mascate et aux environs redoublèrent tellement la violence de l'épidémie qu'elle enleva 60,000 hommes en peu de semaines. Plusieurs malades moururent dix minutes après avoir senti les premières attaques. De Mascate, la contagion se propagea vers le sud; elle suivit les côtes de la mer Arabique, et extermina des hordes arabes tout entières; on prétend même qu'elle fit périr plus de 125,000 homme dans ces contrées. Il est probable que le couran contagieux a franchi le désert, et qu'il est arrivé aux bords du golfe Arabique, mais on n'a point de renseignemens à cet égard. De Mascate, le choléra s'étendit au nord sur toutes les parties du golfe Persique, à Barheïm, Bushia, Bassorah. Dans cette dernière ville, on compta 18,000 morts, dont 14,000 en quinze jours. Du golfe Persique, le choléra se répandit dans l'intérieur en suivant les voies commerciales. D'un côté, il remonta l'Euphrate, et pénétra dans la Mésopotamie et dans la Syrie; et par le Tigre, il se porta de Bassorah à Bagdad. De l'autre, il entra dans la Perse. La ville de Schiras, qui comptait 40,000 habitans, en perdit 16,000 dès les premiers jours.

Ces deux courans contagieux, qui semblaient avoir été éteints par les froids de l'hiver, se réveillèrent tout à coup au printemps 1822 avec une énergie nouvelle. Mosul et Alep reçurent l'infection. Dans la Perse, la maladie se répandit, durant le mois de septembre, au nord de Téhéran, dans tout le Courdistan et dans la Tauride. Ispahan lui échappa, grâce à la mesure qui interdit aux caravanes l'entrée de la ville. Elles passèrent à Yezd, situé à l'est d'Ispahan : cette ville perdit 7,000 habitans. Ce fut au mois de juin 1823 que le choléra atteignit les limites de la Russie. Limkoran, sur les bords de la mer Caspienne, fut la première ville russe dont ce terrible fléau ait franchi les portes. Au mois de septembre de la même année, il arriva à Astrakan : toutefois, sur une population de 60,000 habitans, il n'en mourut que 200. La maladie cessa à l'entrée de l'hiver.

Depuis 1823 jusqu'en 1830, le choléra s'arrêta dans sa marche et parut entièrement éteint. Il avait parcouru jusque-là une étendue de 100° de longitude et de 65° de latitude : le nombre des victimes qu'il fit dans l'espace de sept ans (de 1817 à 1823) est évalué à 9 millions.

Au mois d'août 1829 l'épidémie parut tout à coup dans le gouvernement d'Orenbourg; on ignore

par quelle voie les miasmes contagieux y avaient
été importés. Avant la fin de mai 1830, le choléra
était arrivé à Kasan, d'où il paraît s'être dirigé vers
Simbirsk et Pensa. Le 20 juillet il se manifesta de
nouveau à Astrakan, immédiatement après l'arrivée dans cette ville d'un vaisseau parti du port
de Bacon, situé sur la côte occidentale de la mer
Caspienne. Cette fois-ci la mortalité fut de 9 sur 22:
la ville perdit en tout 8,000 hommes. D'Astrakan,
le courant se dirigea vers le nord, infectant successivement toutes les villes situées sur les deux
rives du fleuve Sara jusqu'à Yaroslaw. A Sratow, le
nombre des morts s'éleva à 3,000 : la population en-
tière est de 30,000.

Il paraît que les deux courans contagieux, partis
l'un d'Orenbourg, l'autre d'Astrakan, se confon-
dirent en un seul, qui se dirigea vers l'ouest au
commencement d'octobre; il pénétra à Tambow
et à Nischneinowogorod : dans cette dernière ville,
sur 1,126 cas de maladie, 598 eurent une terminaison funeste. Enfin les habitans de Moscou ap-
prirent que la contagion approchait d'eux. L'air
s'épaissit tout à coup d'innombrables essaims de
petites mouches vertes, qu'on appelle en Asie
mouches de la peste. Dans le courant d'octobre, le
choléra fut déclaré à Moscou. Plus de cent mille habitans quittèrent la ville. Le 11 octobre, 216 personnes étaient tombées malades, 76 moururent. Le
10 novembre, on compta 5,507 cas du choléra, dont
2,908 eurent une terminaison funeste. Enfin, vers

le milieu de décembre, le nombre des malades s'é-
levait à 8,000; il en mourut plus de la moitié. Le
choléra régna à Moscou pendant la froide saison : il
s'était montré dans le sud de la Russie aux mois les
plus chauds de l'année.

On établit une quarantaine de Moscou à Saint-
Pétersbourg, et le choléra ne franchit point ces
limites. Sur une autre ligne, de Saratow à Saint-
Pétersbourg, le terrible fléau s'avança jusqu'à Teik-
vin, à 160 milles (53 lieues environ) de la capitale.
La quarantaine ayant été établie sur ce point, le
choléra s'arrêta.

Après l'hiver de 1830, la maladie continua sa route
de Moscou à Varsovie avec l'armée du maréchal
Diébitsch; plus tard les troupes du général Rudiger
propagèrent les miasmes contagieux à travers l'U-
kraine, Podolie, la Wolhynie; de là ils pénétrè-
rent dans la Gallicie, à Brody, à Lemberg et enfin dans la Hongrie. Le 26 mai, la maladie se déclara
à Dantzick. Au commencement de juin 500 *strusses*,
espèces de bateaux chargés de blé, arrivèrent, de
l'intérieur de la Russie, à Riga. Tous les médecins
avaient averti que ces strusses pourraient bien
communiquer le choléra; mais les commerçans
l'emportèrent, et les bateaux descendirent la Dwina.
Durant trois semaines on n'entendit point parler
du choléra. Il était bien question de morts subites,
mais on n'en pouvait point acquérir la certitude,
parce que les corps morts étaient jetés dans la
Dwina. A la fin il attaqua des individus dans la rue;

quelques-uns expirèrent dans l'espace de six heures : 80 à 100 personnes étaient atteintes et mou-
raient tous les jours. Alors on ne put plus en nier
l'existence, et cependant les routes de Riga restè-
rent libres; le mal se répandit bientôt dans la Cour-
lande. Un phénomène remarquable, c'est qu'à Riga
presque toutes les personnes qui en furent attaquées succombèrent.

A la première nouvelle de l'apparition du choléra à Riga, les mesures nécessaires furent prises à
Saint-Pétersbourg pour l'empêcher de pénétrer
dans cette ville. Malgré toutes les précautions, les
miasmes contagieux y furent importés; le choléra s'y manifesta le 16 juin; le 20 juin, il y eut à
midi 18 malades; nouveaux malades jusqu'à mi-
nuit, 645; décès pendant la journée, 40 : malades
restant au commencement de la journée suivante,
dans les hôpitaux, 93; dans les maisons, 9; en tout,
102. Depuis le commencement de l'épidémie jusqu'au 21 juin, on comptait 262 malades; décès,
185; dans les trente-deux premiers jours il y eut,
en tout, sur une population de 350,000 habitans
environ, 8000 malades, dont la moitié moururent.
D'après les dernières nouvelles, datées du 7 août,
le choléra avait entièrement cessé dans la capitale
de la Russie.

Le 13 juin, le choléra se déclara en Hongrie :
depuis ce jour jusqu'au 7 aout, il y eut 11,987
malades; sur ce nombre, 1,421 furent sauvés, 4,867
étaient morts, 5,680 restaient en traitement. Le

13 août, le nombre des malades s'élevait à 19,175 ;
guérisons, 2,425; décès, 8,246; personnes restant en
traitement, 8,480. Le fléau avait exercé ses ravages
dans 457 villes, bourgs et villages.

Des bords de la Baltique, le choléra se propagea
à Breslaw et à Schwerin, et dans ce moment il est
aux portes de Berlin * et de Vienne.

D'après cette esquisse rapide de la route que
l'épidémie a suivie dans son immense développe-
ment, on voit qu'elle a successivement atteint des
nations de races entièrement différentes : les peu-
ples de l'Inde, les Malais, les Chinois, les Arabes,
les nègres, les Turcs, diverses nations euro-
péennes, ont été tour à tour décimés par ses
ravages. Elle s'est montrée dans toutes les saisons; les grands froids l'ont assoupie dans quelques
endroits, mais pour peu de temps. Quoique ce
soit dans les contrées basses et humides qu'elle
ait sévi avec le plus de fureur, elle n'a pas épargné les contrées montagneuses. Elle s'est manifestée à Népaul, aux points les plus élevés
de l'Ile-de-France, aussi bien que dans les
sables de l'Arabie, dans le désert de Diarbekir et
dans les steppes de la Tartarie. Ce ne sont point
les courans atmosphériques qui propagent les

* D'après un avis officiel du président de la commission
du choléra, à Berlin, l'épidémie s'y est manifestée le 1er septembre. Sur 17 malades, 13 sont morts, 4 restent en traitement.

miasmes contagieux, car souvent la maladie marche contre le vent. Sa rapidité peut être évaluée à
10 ou 18 milles anglais par jour. Elle s'arrête ordinairement six semaines à deux mois dans le
même lieu ; souvent elle ne fait pour ainsi dire que
passer, et tout à coup elle reparaît avec une énergie nouvelle.

Dans sa propagation vers l'ouest et le nord, le
choléra n'a subi aucune altération de sa forme
primitive. Les rapports des médecins français qui
l'ont observé à Varsovie, dans les camps polonais,
semblent être la copie des médecins indiens. Le
nombre des malades a été beaucoup moindre en
Europe qu'en Asie, eu égard à la population re-
lative.

D'après les progrès de ce fléau, que n'influen-
cent ni les saisons, ni la position géographique
d'un pays, suivant graduellement le cours des
grands fleuves et des routes, c'est-à-dire la ligne
générale de commerce et des communications, et
d'après le fait que différentes * villes situées sur

---

* Les portes d'Ispahan ayant été interdites aux caravanes,
le choléra ne pénétra point dans cette ville. (Voyez plus haut :
Itinéraire.) La colonie morave de Sarepta, située sur la rive
du Wolga, plusieurs colonies allemandes du gouvernement
de Saratow, autour desquelles le choléra sévit avec une
grande fureur, ne furent nullement atteintes : les plus sé-
vères précautions avaient été prises dans ces lieux pour empê-
pêcher toute communication avec la population d'alentour.
A Perm, le choléra fut introduit par une chaîne de galé-

son passage ont été garanties, parce qu'elles n'ont eu aucune communication avec les lieux infectés, il paraît à peu près incontestable que le choléra est une maladie contagieuse *.

III.

Moyens prophelactiques et curatifs.

Nous avons énuméré les causes auxquelles dif-férens praticiens ont attribué l'origine et le déve-loppement du choléra; nous avons vu que les opinions des observateurs, quoique fondées sur l'examen des mêmes faits, loin de s'accorder en-semble, s'excluent les unes les autres, et nous en avons tiré la conséquence que jusqu'ici la maladie est restée inconnue dans sa véritable manière de se manifester. Cette diversité, cette incertitude de vues sur la nature du fléau se retrouvent dans le traitement. On a successivement proposé une foule de moyens curatifs; quelques-uns ont été préco-nisés comme des spécifiques infaillibles, la plu-part ont été essayés et se sont trouvés insuffisans. Néanmoins, nous croyons qu'un aperçu succinct des principaux modes de traitement que l'on a tenté d'opposer aux effets destructeurs de l'épi-

riens : un cordon sanitaire en préserva la ville. Comment expliquer ces faits, si l'on n'admet la contagiosité de la ma-ladie ?

* Rapport du collége médical à Londres.

démie ne sera pas sans quelque intérêt, ni même sans quelque utilité pour le lecteur.

Dans l'Inde, à la première apparition de la maladie, la pratique la plus ordinaire était de faire prendre du laudanum ou de l'opium pour calmer l'irritation interne, avec du calomel, ce spécifique universel des Indes. On y joignait les stimulans au moment où le malade était sur le point de succomber. Plus tard, on a essayé avec avantage les saignées, d'abord après les premières attaques. Les bains chauds ont été également mis en usage avec plus ou moins de succès. L'huile de cajeput paraît avoir aussi rendu de grands services. Du temps de Thévenot et de Dillon *, on brûlait la plante des pieds avec un fer chaud.

MM. de Brière, de Boismont et Legallois assurent, dans leur Rapport à l'Académie des sciences, daté de Varsovie, 9 juin 1831, que lorsque le médecin est appelé à temps, il sauvera toujours les trois quarts des malades.

Voici le mode de traitement qu'ils indiquent. Après les saignées on administre le calomel à dose de 2 à 4 grains combinés avec un quart ou demigrain d'opium. Ce médicament s'administre de trois en trois heures. Dans l'intervalle on donne des boissons aqueuses chaudes. Les sinapismes, les vésicatoires, l'eau bouillante, le raifort râpé, ap-

* Dillon. Voyage aux Indes-Orientales. Amsterdam, 1689.

pliqués sur le ventre, ont été fréquemment utiles. Les bains ont plus d'une fois calmé les spasmes, dissipé le froid à la surface, etc. Surtout il faut avoir soin de bien couvrir le malade, de l'entourer de bouteilles chaudes, et en général de tous les moyens propres à rappeler la chaleur à l'extérieur.

M. Hahnemann, le fondateur de l'école homéopathique, prétend guérir le choléra avec du camphre. « Prenez du camphre, dit-il, prenez-en dans la plus grande extension; prenez, toutes les minutes, une cuillerée à café d'un mélange d'une drachme d'esprit-de-vin camphré avec deux onces d'eau chaude; frottez-vous le corps avec de l'esprit-de-camphre; faites évaporer du camphre sur une plaque de fer-blanc, et vous résisterez aux plus violentes attaques du fléau. »

Un de ses disciples reconnaît six formes ou types du choléra, qu'il guérit avec de la ciguë, de l'acconit, de la bella-donna, etc.

M. Léo, qui, comme il a été dit au commencement de cet écrit, ne regarde le choléra que comme une forme plus violente de la diarrhée rhumatismale, conseille de se mettre au lit, de prendre une infusion de sureau, de se couvrir chaudement et de transpirer pendant dix à douze heures. Il assure que tous ceux qui se soumettent a ce traitement peuvent compter sur une prompte guérison.

MM. Fouquier et Orfila disent avoir obtenu des

succès éclatans par l'emploi des vésicatoires, soit sur la région du foie, soit sur l'épigastre.

En Angleterre, Rowe préconise l'emploi de l'acide nitrique. D'autres médecins font prendre une infusion de menthe ou de camomille, ou simplement de l'eau chaude; ensuite ils font frotter le corps du malade avec de la flanelle et le font envelopper d'un drap renfermant du sable chaud.

Que de remèdes! combien ils sont opposés dans leur mode d'action! Si les uns on été utiles, comment peut-on admettre que les autres n'aient pas tué les malades? Et pourtant, tous ceux qui ont proposé ces moyens les ont vantés comme infaillibles, et partout les individus atteints du choléra meurent dans une effrayante proportion! Et puis, comment choisir parmi tant de médicamens? Quand chacun veut vous sauver à sa manière, qui faut-il écouter? On frémit lorsqu'on songe que le choléra peut venir à Paris, qu'il est probable qu'il y viendra, qu'il est presque impossible qu'il n'y vienne pas. Supposons qu'on pût sans crainte et sans danger adopter au hasard une de ces méthodes curatives que nous venons d'énumérer, il est connu que la maladie devient incurable pour peu que le médecin vienne de quelques minutes trop tard. Lorsque l'épidémie aura envahi la capitale, lorsque ce fleuve de mort se sera épanché dans ce dédale de rues étroites, sales, malsaines, qui forment la partie la plus considérable de la ville, lorsque le monstre promènera ses fureurs sur une population de près d'un million d'habitans, où trouvera-t-on le nombre suffisant de médecins pour soigner toutes les victimes dès les premières attaques ? qui fournira les médicamens à tant de milliers de malheureux qui n'ont pas de quoi acheter du pain ? et c'est parmi la classe ouvrière, parmi les gens du peuple, affaiblis par la faim, par des privations de tout genre, par la fatigue, par l'ivrognerie, que ce fléau choisit de préférence ses victimes !

Dans ces terribles conjonctures, nous avons cru qu'il était de notre devoir d'appeler l'attention du public sur un spécifique très-simple, très-innocent, accessible à tout le monde, et dont l'usage exige à peine la présence d'un homme de l'art ; c'est, nous en demandons pardon à la Faculté, c'est tout simplement l'eau fraîche, proposée dernièrement par M. Oertel, professeur à Anspach, comme moyen curatif du choléra. Quand l'art est en défaut, quand la théorie est stérile et impuissante, il est bien permis d'avoir recours à l'empirisme, surtout quand il se présente avec ce caractère de bonne foi et d'intime conviction qui distingue l'écrit dans lequel M. Oertel recommande son spécifique. M. Oertel n'est point un charlatan, un homme avide d'argent qui cherche à vendre quelque drogue d'apothicaire, à spéculer sur une calamité publique ; c'est un savant connu avantageusement en Allemagne, un vieillard vénérable qui joint à de vastes connaissances un esprit original et le zèle philanthropique le plus pur et le plus ardent. Depuis vingt ans, il guérit les maladies les plus désespérées et les plus diverses avec de l'eau fraîche. Les succès miraculeux qu'il a obtenus par l'emploi de ce remède, il les a consignés dans de nombreux écrits répandus dans toute l'Allemagne et qui ont eu plusieurs éditions. Ces cures, qui tiennent du prodige, sont constatées par des documens authentiques, et, quelque incroyables qu'elles paraissent, il n'est point permis de les révoquer en doute.

On nous dira : « C'est fort bien ; nous ajoutons foi à tout ce que vous nous dites sur les résultats obtenus par l'emploi de l'eau fraîche. Mais ce remède, M. Oertel l'a-t-il administré dans l'affection dont il s'agit ? les cholériques qu'il a traités, les a-t-il sauvés ? ou, s'il n'a pas eu occasion d'appliquer lui-même le mode de traitement qu'il propose, d'autres médecins l'ont-ils suivi, l'ont-ils opposé victorieusement à ce terrible fléau ? » A cela nous répondrons que le choléra ayant épargné jusqu'ici les pays qu'habite M. Oertel, il n'a point eu occasion de traiter des personnes atteintes de cette maladie, et nous ignorons si quelque autre praticien a mis en usage le remède indiqué par notre savant professeur. Mais si M. Oertel ne peut point invoquer en sa faveur des essais tentés de nos jours, il a pour lui l'autorité d'un médecin illustre de l'antiquité, Célius Aurélien, qui prescrivait ce remède contre le choléra. Voici ses propres paroles :

« Le choléra est une affection du ventre et des intestins, avec danger imminent, *cum celerrimo pe-
riculo*. Il faut appliquer sur l'estomac du malade
des éponges trempées dans l'eau fraîche ; sur le
thorax et sur le ventre des cataplasmes d'une vertu
rafraîchissante ; le malade boira de l'eau fraîche en
quantité... Les cholériques doivent être rafraîchis
etc., etc. »

Nous avons dit plus haut qu'en 1737 le choléra
régna dans la Silésie. Un médecin du temps, Godefroi Hahn, à Breslau, ayant été atteint de l'épidémie, son père, qui demeurait à Schweidnitz, où il
exerçait également la profession de médecin, ac-
courut auprès de son fils, et le sauva en le soumet-
tant au traitement indiqué par C. Aurélien. Le fils
Godefroi Hahn donne l'historique de sa maladie
dans une dissertation latine intitulée : *Epidemia
verna, quæ vratislaviam* 1737 *gravissime afflixit.*
Voyez : *Acta phys. méd. vol.* X. *Norinb*, 1754 *.

---

* Nous transcrivons ici un passage de cette dissertation,
qui nous paraît devoir intéresser les hommes de l'art :

*«... Pater aquâ frigidâ restinguere protinùs febriles ignes
jubebat. Jugiter ergò spongiis abluebar, sanctèque testor, nun-
quam non refici languentes marcidæ cutis fibras me persensisse.
Fenestris etiam apertis, secùs atque id nostratium mos ferebat,
libero aëri aditum concedebamus. Deinde repetito frigore, juge
illas abluitiones, quibus hucusque recreatus fueram, non negliges
bantur. Licet enim totus algidus algido sudore perfunderer, non
secùs ac liquefactæ glaciei inmersus ; frigida tamen abluebar.*

» Humidâ tali medendi methodo, plures abhinc servati. »

La plupart des cholériques qui se soumirent à ce traitement en réchappèrent également.

Remarquons en outre qu'en tout temps les symptômes qui accompagnent le choléra ont été guéris séparément par l'application du remède proposé par M. Oertel. C'est ainsi qu'on fait cesser les diarrhées et les dyssenteries les plus tenaces, par des lotions, des cataplasmes et des lavemens d'eau fraîche. Des fièvres putrides, des fièvres bilieuses ou nerveuses du plus mauvais caractère ont été heureusement combattues avec des bains froids, des lotions d'eau fraîche, etc. Des cures de ce genre se trouvent consignées en grand nombre dans les écrits de Raynard, Floyes, Smith, Currie, Frédéric Hoffmann, Horn, Hufeland, Richter, Unzer, etc. Frédéric Hoffmann, l'illustre praticien de Halle, dit expressément que, s'il y a un remède universel au monde, c'est l'eau fraîche. On a de lui une dissertation fort remarquable intitulée : *De aquâ, medicinâ universali.* « L'eau fraîche, dit un médecin français, Tanchou, est un remède précieux, presque universel. Mais l'homme, est un être bizarre, il cherche souvent au loin des moyens curatifs incertains et coûteux, et rejette avec dédain ceux que la Providence a placés près de lui. » Les qualités curatives de l'eau fraîche, dans l'affection dont nous nous occupons, consistent principalement en ce qu'elle calme l'irritation de l'estomac, qu'elle neutralise l'âcreté des humeurs qu'il renferme, qu'elle exerce une action astringente sur les intestins et fait cesser les vomissemens et les déjections.

Il nous reste maintenant à exposer les règles indiquées par M. Oertel, d'après lesquelles on doit se diriger dans l'emploi de son remède.

L'eau fraîche est d'abord, selon le professeur d'Anspach, un excellent préservatif. Si l'on habite un pays menacé ou envahi par l'épidémie, il convient avant tout d'éviter tout écart dans le régime; on ne prendra qu'une nourriture très-légère; par exemple, du fruit très-mûr et de bonne qualité, du pain de gruau; on s'abstiendra de toute boisson fermentée ou échauffante, tel que le vin, le café, les liqueurs; on ne boira que de l'eaufraîche et en grande quantité; on aura soin de prendre soir et matin, des bains froids, et de bien se frotter le corps avec de l'eau froide. En sortant du bain on se reposera pendant une heure, si c'est le matin; le soir, on se couchera de suite.

Dans le courant de la journée, on se gargarisera et l'on se rincera fréquemment la bouche avec de l'eau fraîche.

Tous les soirs et tous les matins, on doit aérer l'appartement; surtout on ne doit pas négliger d'arroser fréquemment chaque pièce ainsi que les allées.

Si, malgré ces précautions, on se sent attaqué de la maladie, il faut dès-lors s'abstenir de toute nourriture, et ne faire autre chose que de boire de l'eau de fontaine bien fraîche et bien pure ; il faut en boire largement, copieusement ; il faut que l'estomac en soit inondé. On se lavera le corps des pieds jusqu'à la tête avec de l'eau tiède ; ensuite on se mettra dans une baignoire remplie d'eau de fontaine aussi froide que possible, puis on se frottera le corps avec une éponge très-forte imbibée d'eau, après quoi l'on se couvrira tout le corps de flanelle et l'on se mettra au lit. Pour empêcher les vomissemens, il faut poser des linges trempés dans l'eau froide sur l'estomac ; des cataplasmes du même genre appliqués sur le bas-ventre arrêteront les évacuations alvines. La chambre du malade doit être aérée chaque soir et chaque matin ; elle doit être arrosée fréquemment pendant la journée.

L'eau fraîche ne refroidit point le corps, comme on le pense communément ; si elle fait éprouver d'abord une sensation de froid, bientôt après elle répand une chaleur douce et bienfaisante dans tous les membres. L'eau fraîche pénètre et s'infiltre dans les canaux les plus déliés des vaisseaux et des tissus; elle rafraîchit et purifie la masse des humeurs, et chasse les matières âcres et corrompues par les pores et par les voies urinaires.

Il faut administrer cet agent tout seul, sans le combiner avec l'usage d'un autre médicament. Lorsque le malade commencera à en sentir les premiers effets, il ne doit pas perdre courage, malgré le dégoût que lui fera éprouver une boisson si insipide prise en grande quantité; il doit en continuer l'usage jusqu'à ce que la crise soit passée. Pour que l'estomac supporte l'eau plus facilement, on pourra la mélanger avec un peu de sirop de groseilles ou de framboises.

Traitée de cette manière, la maladie aura toujours une terminaison heureuse, à moins qu'il n'y ait chez le malade quelque lésion organique grave.

Profondément convaincu de l'efficacité de son remède, M. Oertel, dans son écrit sur le choléra, qui a servi de base à notre travail, supplie tous les gouvernemens de l'Allemagne d'enjoindre aux praticiens d'employer son remède pour combattre l'épidémie, de l'employer seul, sans y joindre d'autre médicament, et en se conformant rigoureusement à l'instruction ci-dessus.

FIN.